ばっちり安心な 新型コロナ感染対策 旅行編20

浜松医療センター 院長補佐
兼 感染症内科部長 兼 衛生管理室長
矢野邦夫 著

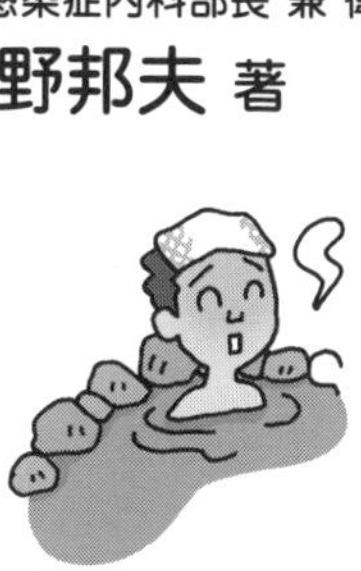

ヴァン メディカル

はじめに

新型コロナウイルスの流行によって、人々の外出や移動が激減し、交通機関や宿泊施設は大打撃を受けました。実際、駅や空港では人々がほとんどみられなくなった時期もあります。しかし、国が打ち出した「Ｇｏ Ｔｏ トラベル」による旅行の奨励によって、人々の県を越える移動が次第に活発化してきています。このような傾向は年末年始にはさらに拍車がかかることでしょう。

人々の移動による経済活動の再活性化の努力がなされることになっても、新型コロナウイルスの流行が去ったわけではありません。実際、大都市部を中心に何十人〜何百人もの感染者が毎日のように報告されています。すなわち、人々の移動を奨励しつつ、新型コロナウイルスの移動は避ける努力が必要なのです。

それでは、新幹線や特急列車に乗車したり、航空便に搭乗する場合には、どのような危険が潜んでいて、それに対してどのように対応すればよいのでしょうか？　また、帰省先や旅館・ホテルではどのような感染対策をすればよいのでしょうか？　そのような情報が余りにも不足しているのが現状であり、多くの情報が求められています。

本書では、旅行や帰省での感染対策のみならず、新幹線や航空便などの交通機関における注意点について具体的に解説しました。本書が旅行や帰省する人々の座右の銘になれば幸いです。

最後に、このような企画を提示していただいた（株）ヴァンメディカルの山路唯巴氏に心から感謝の意を表します。

二〇二〇年一〇月吉日

浜松医療センター　院長補佐 兼 感染症内科部長 兼 衛生管理室長

矢野邦夫

目次

① 旅行の食事でのコロナを防ぐ！

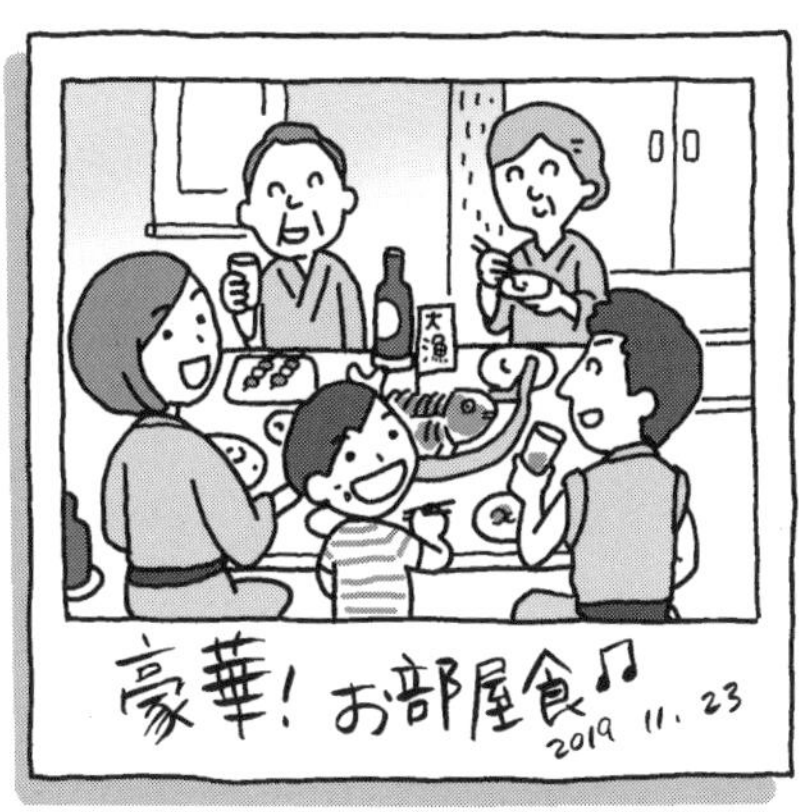

現在、ユニバーサル・マスキングという、常にマスクを着用するという感染対策が実施されています。正確に言うと、周囲の人から身体的（社会的）距離である一～二mを確保できない場合には必ずマスクを着用しよう、というのがユニバーサル・マスキングです。マスクを着用する目的は、自分が感染者であった場合、周囲の人にウイルスを伝播させないというものですが、着用者も感染する確率が少し減るというデータもあります。[1] しかし、飲食をするときは、マスクを取り外して、十五分以上かけて食事をするのですから、友人などと一m未満の距離に座って談笑すれば飛沫を吸い込んでしまいます。それでは、旅行途中（新幹線・特急列車、航空便、サービスエリアなど）や旅行先（行楽地やホテルなど）で食事をするときには何に気を付けたらよいのでしょうか？

この場合、誰と一緒に旅行するのか、ということがとても大切です。「同居家族」「友人や同僚」「通常は一緒に住んでいない親族（祖父母や孫など）」で対応が大きく異なります。「同居家族」の場合、すでに自宅にて長時間、生活を共にしていることから、旅行途中や旅行先で一緒に食事をすることによって、さらに感染のリスクが高まるということはありません。そのため、同じテーブルに座って、楽しく飲食していただいて構いません。対面に座っても問題ありません。ただし、周囲一～二m以内に他のグループがいないことが前提です。

「友人や同僚」と一緒の場合は、お互いに感染予防をしなければなりません。通常は一緒に暮らしておらず、濃厚接触もないのですから、マスクの着用なしで飲食することによって、感染するリスクが増大するからです。そのため、対面に座らず、同じ方向を向いた席に座り、食事中は話をすることを避けるようにします。大声を出したり、談笑することは是非とも止めていただきたいと思います。

「通常は一緒に住んでいない親族（祖父母や孫など）」も「友人や同僚」と同じです。たとえ親族といえども、通常は別世帯に住んでいるので、これまで濃厚接触をしていません。「感染している家族」から「感染していない家族」への感染伝播を避ける必要があります。友人や同僚と異なり、家族であることから、どうしても大声で楽しく会話をしてしまうかもしれません。しかし、高齢者や基礎疾患のある人がいるならば、そのような人を感染から守る努力は必要です。

② 旅行のトイレでのコロナを防ぐ！

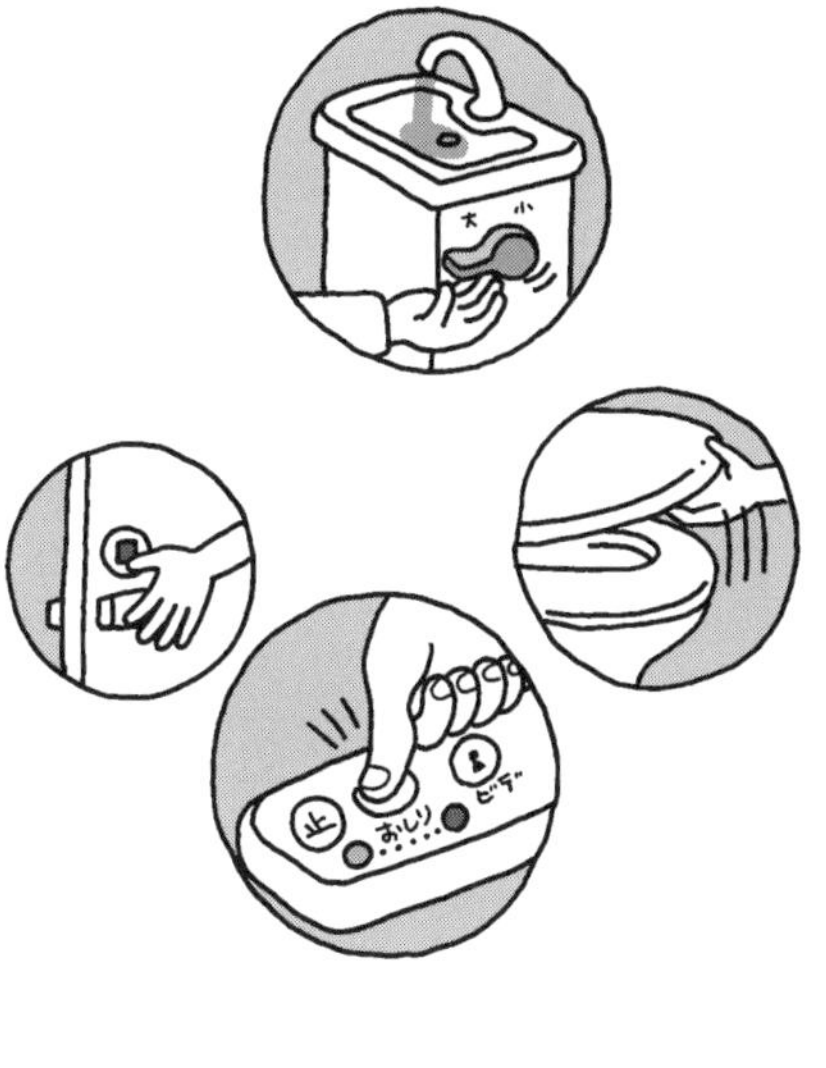

新幹線・特急列車・航空便のトイレや女性用トイレは個室です。そのため、トイレ内で周囲の人から飛沫によってウイルスが伝播することはありませんが、環境表面は伝播経路になり得ると考えてください。それでは、トイレを使用するときにはどこに注意すべきでしょうか？　それは、ドアノブです。トイレのドアノブは新型コロナウイルスのみならず、ノロウイルスや大腸菌など様々な病原体が付着している可能性があります。その他に汚染している可能性のあるところは、温水洗浄便座のスイッチの部分です。また、トイレの使用後に水を流すための洗浄ボタンも汚染していることでしょう。これらはトイレを使用した直後の人の指が確実に触れるところです。やはり、新型コロナウイルスのみならず、腸内細菌などによって汚染されている可能性があります。そのため、トイレのドアノブ、温水洗浄便座のスイッチ、洗浄ボタンなどに触れたら手洗いや手指消毒をすることが大切です。

それでは、サービスエリアや駅などの男性用トイレはどうでしょうか？　男性用トイレでは複数の男性用便器が並んでおり、多くの人々が出入りしています。そのため、身体的（社会的）距離を確保できなければ、マスクを着用することになります。「手指の高頻度接触面」については、男性用トイレではほとんど問題にならないと思います。トイレの出入り口から入って、出るまでの間、手指が触れるところがほとんどないからです。手洗い場の蛇口も自動になっていて、手をかざせば水が出てくるところが多いと思います。

ときどき、トイレを直前に使用した人が新型コロナウイルス感染者であった場合、空気が汚染していて、直後にトイレに入ってしまうと、それを吸い込んで感染するのではないか、と心配する人がいます。また、新型コロナウイルスが感染者の下痢便から検出されたということで、トイレの使用後に水を流したときにエアロゾル化して空気を汚染するのではないか、と心配する人もいます。しかし、そのような感染経路で感染した事例は報告されていません。新型コロナウイルスは空気感染しないので、空気を気にする必要はないのです。そのため、他人がトイレを使用した直後に、そのトイレに入っても構いません。

手洗い場の手指温風乾燥機が利用できる場合は使用してください。濡れたままの手指はウイルスなどが付着しやすくなっています。また、ハンカチを使用した場合、そのハンカチが汚れていれば手指を再び汚染させてしまいます。手指温風乾燥機からエアロゾルが舞い上がって感染するので使用したくないと思う人がいますが、このウイルスは空気感染しません。また、手指温風乾燥機を介してクラスター（感染者集団）が発生したという報告もありません。

③ 旅行でのコロナを防ぐ手洗い・手指消毒

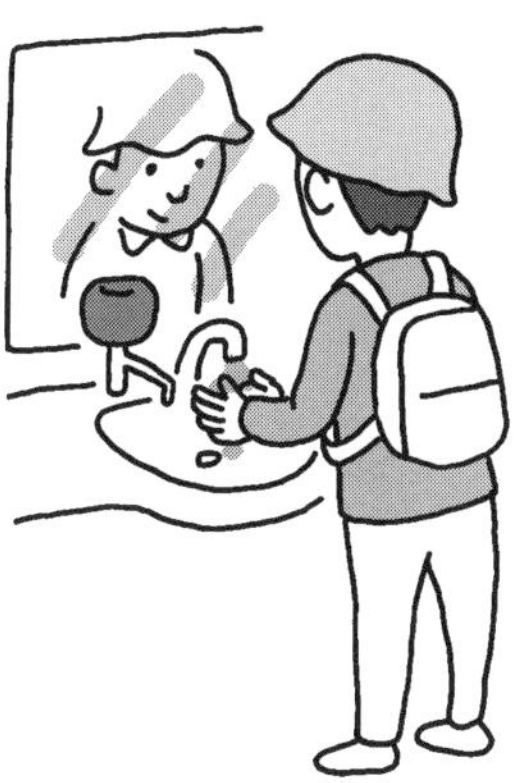

旅行中でも手洗いや手指消毒は重要な感染対策です。どうして、手洗いや手指消毒が大切なのでしょうか？　それは、ウイルスが付着した手指が眼、鼻、口の粘膜に直接触れることを避けるためです。ウイルスの体内への侵入口は眼、鼻、口の粘膜だけです。それ以外のところからは侵入しません。ウイルスが皮膚に付着したとしても、ウイルスが皮膚から体内に入り込むことはないのです。そのため、手指にウイルスが付着したとしても、眼、鼻、口の粘膜に手指が触れる前に手洗いや手指消毒をしてウイルスを除去すれば感染しません。

ときどき、「眼、鼻、口に触れなければ感染しないならば、触れないようにすればいいじゃないか？」と思われる人がいます。それは実行不可能な対応です。ほとんどの人が無意識に眼、鼻、口を頻繁に触れているからです。本人は触れていないつもりでも、無意識に触れているのです。また、「触れる前に手洗いや手指消毒をしましょう」といっても、そのような絶妙なタイミングで手指を清潔にすることはできません。そのため、次善の策としては、短い間隔（二〇分間隔など）で何回もアルコール手指消毒をすることが奨められます。特に、幼児は活発で、様々なところを触れており、どこに触れたかを親が把握することは困難です。そのため、タイマーを付けておいて、二〇分毎に手指消毒をさせるのが実践的と思います。

それでは、手洗いと手指消毒のどちらが有用なのでしょうか？ 手洗いをするためには、手洗い場まで移動しなくてはなりません。そして、石けんと水道水で手洗いをして、手を乾燥させる必要があります。このようなことを頻回に実行できるわけがありません。頻回に手指を清潔にするためには、アルコール手指消毒薬を携帯しておいて、それを使用するのが実践的と思います。念のためということで、石けんと流水による手洗いを済ませた後に、アルコール手指消毒をする人がいますが、それは避けましょう。手荒れの原因となるからです。どちらかで手指を清潔にします。

④ 家族・友人同士の旅行でのコロナリスク

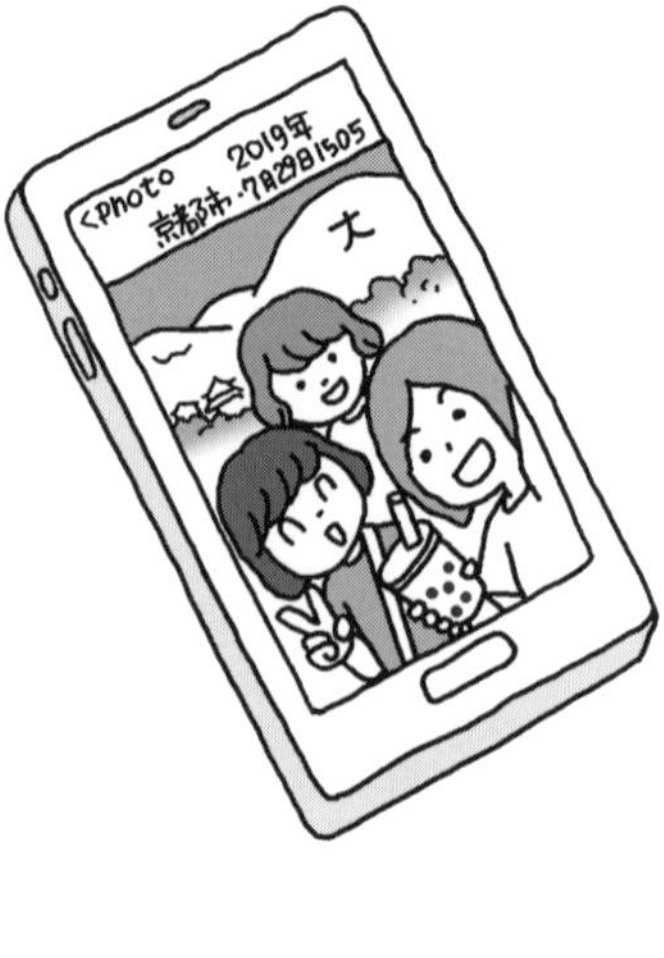

同居家族で旅行する場合と、友人同士で旅行する場合では、感染のリスクは大きく異なります。同居家族は日常生活でも長時間濃厚接触をしていることから、旅行途中や旅行先で濃厚接触をしたからといって、感染のリスクが大きくなることはありません。同居家族は一つのグループとして考えればよいのです。そのため、家族同士で楽しく会話をすればよいし、一緒に食事をすればよいのです。談笑もよいでしょう。周囲の人から身体的（社会的）距離が確保されていればマスクの着用も必要ありません。あくまでも、これは同居家族での話です。

しかし、家族であっても通常は同居していない場合はそのような対応はできません。例えば、四人家族が近くに住んでいる祖父母と一緒に旅行するという状況です。同居家族と異なり、日常的に濃厚接触をしているのではないので、やはり異なるグループと考えるべきです。すなわち、四人家族で一グループ、祖父母で一グループの合計二グループということになります。このような異なるグループの間でのウイルスの伝播は防がなければなりません。そのため、家族といっても、同居家族でなければ、感染のリスクは増大します。やはり、マスクの着用と手洗いが必要となります。

友人と一緒に旅行する場合も、同居していない家族と同様です。どんなに親しい友人であっても、異なるグループと認識すべきです。友人が感染しているかもしれないし、自分が感染しているかもしれません。そのため、自分と友人の間でウイルスが伝播するリスクがあります。友人と一緒に新幹線などに乗車するときは、おそらく、隣り合わせの座席に座り、顔と顔の距離も近いことでしょう。そして、話が弾んでしまえば、笑ったりして飛沫を大量に飛散させることから、マスクを着用します。ときどき、マスクを着用しているのに、話をするときには声が通りやすいように、マスクを下にずらして、鼻と口を露出して話す人がいます。このようなことはマスクの効果を減弱させます。これは是非とも避けるべきです。

新幹線・特急列車編

⑤長時間乗車でコロナうつる?

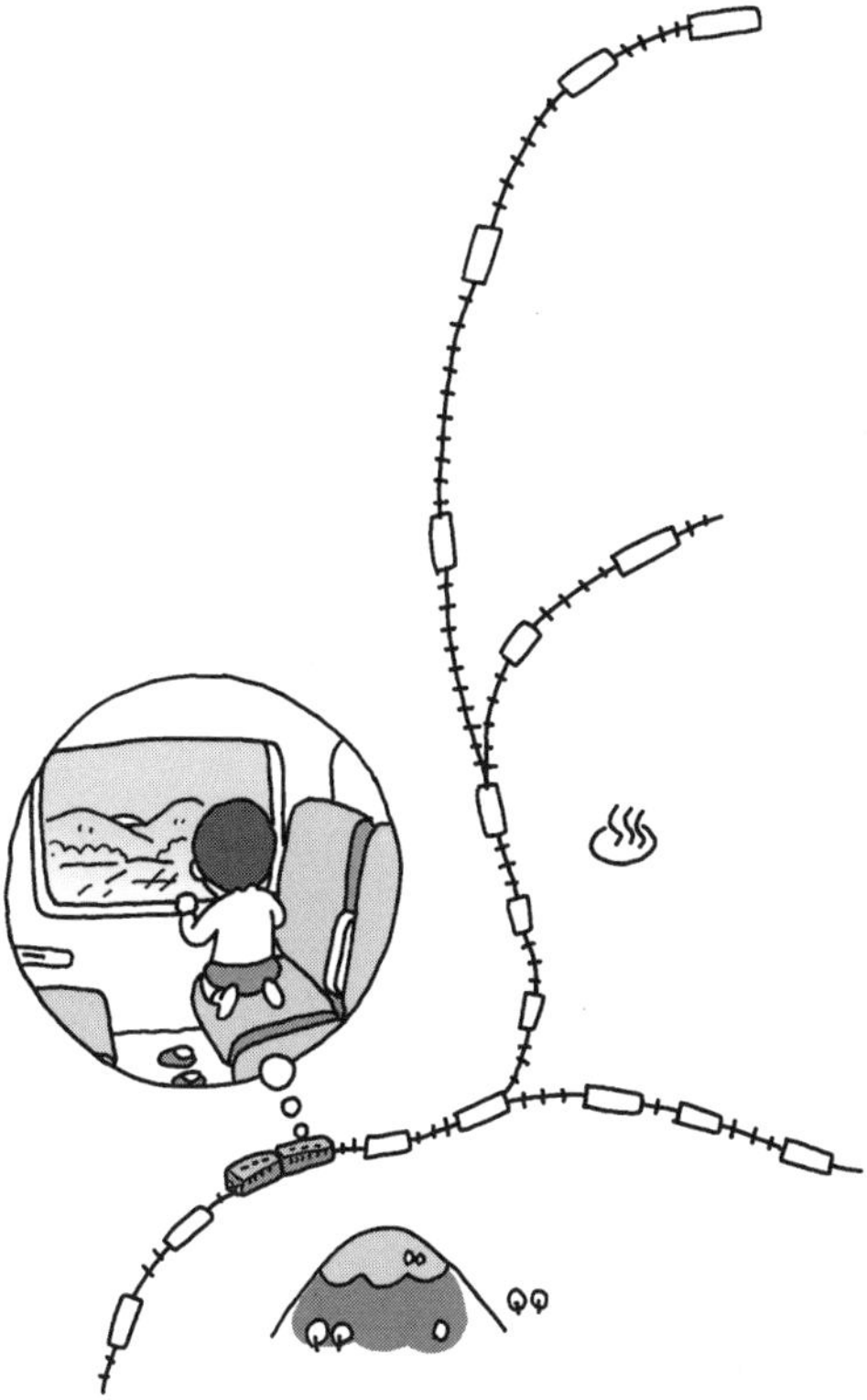

新幹線や特急列車に乗車すると、次の駅に到達するまでの数十分間、下車できません。もし、同じ車両に新型コロナウイルス感染症の患者が乗車していれば、感染してしまうのではないか、と心配になってしまいます。長時間乗車ではどのような感染のリスクがあるのでしょうか？

それは「飛沫を浴びる可能性が高くなる」「ウイルスで汚染した環境表面に触れる可能性が高くなる」ということです。決して、空気中に浮遊しているウイルスを吸い込む時間が長くなるということはありません。新幹線や特急列車の換気は十分であり、吸い込むことによって感染できるほどの数のウイルスは空気中に浮遊していません。

ときどき、新型コロナウイルスは空気感染するのではないか、と心配する人がいますが、そのような心配は止めましょう。感染者が咳をしたり、叫んだりしたときに、口からエアロゾルが空気中に放出されます。その中にウイルスが含まれている可能性はあります。しかし、空気中に浮遊することはウイルスにとって過酷な環境です。紫外線が飛んでいるし、乾燥しています。病原体は乾燥に弱いのです。そのような条件下では、ウイルスは次々死滅していきます。人間が宇宙空間や海底一万mでは生きていけないように、過酷な環境ではウイルスも生きることはできないのです。それでも、一部のウイルスは生き残って浮遊しているかもしれません。それを周囲にいる人が吸い込む可能性はあります。しかし、吸い込んだからといって、必ず感染することはありません。まず、ウイルスは眼、鼻、口の粘膜に付着するのですが、そこには粘液があります。粘液に付着して、そのまま流されてしまいます。それでも、一部のウイルスは粘液を貫通して、組織に到達するかもしれません。しかし、そこには免疫細胞が待っているのです。

一方、咳やくしゃみをしたときに口や鼻から飛び出す「飛沫」は大量のウイルスを含んでいます。それが眼、鼻、口の粘膜に付着すれば、そのなかの相当数のウイルスは体内に侵入してしまいます。ドアノブなどにも飛沫や鼻水に含まれていたウイルスが付着しているかもしれません。それに触れた手指が自分の眼、鼻、口の粘膜に触れれば感染するのです。すなわち、「飛沫」や「飛沫が付着している環境表面」に曝露する機会が多くなるというのが、長時間乗車のリスクであるといえます。

新幹線・特急列車編

⑥ 車内のどこにコロナいる？

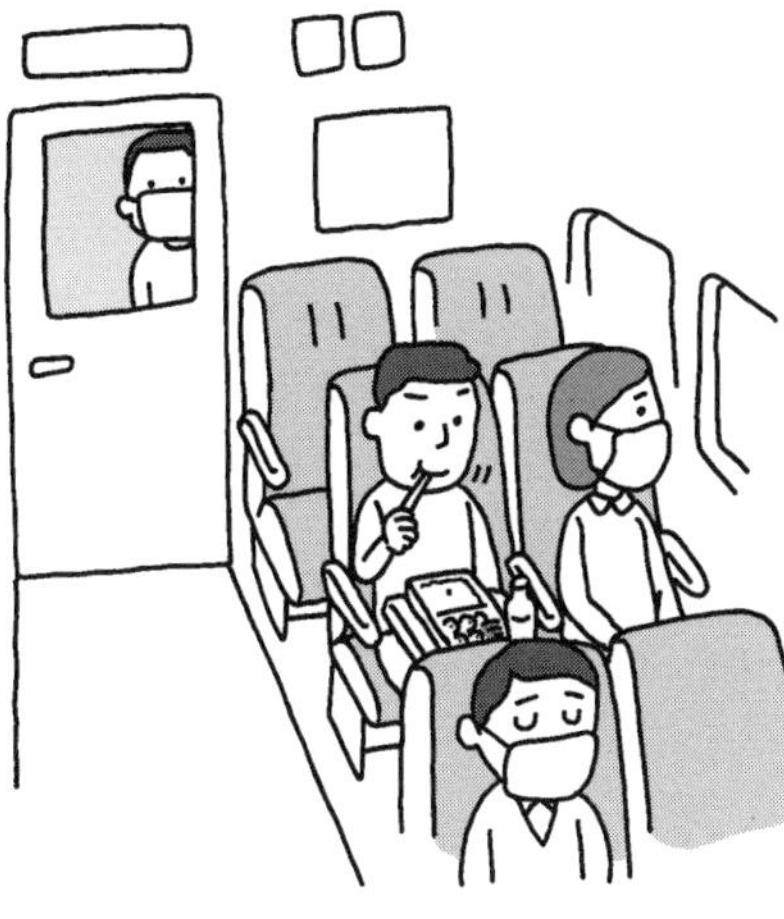

新型コロナウイルスの伝播経路で最も重要なのが、「飛沫感染」です。次に重要な伝播経路は「ウイルスで汚染した環境表面」です。ここでは車内や座席周囲で注意すべき環境表面について解説します。

どうして環境表面が伝播経路になり得るのかを説明しましょう。感染者が咳やくしゃみをするときに、手指や手のひらなどで口や鼻を覆うことがあります。このとき、手指に飛沫や鼻水が付着します。飛沫や鼻水にはウイルスが含まれているので、手指がウイルスで汚染します。そのまま、環境表面に触れれば、ウイルスがそこに付着して、しばらく感染性を保っています。その間に他の人が汚染した環境表面に触れれば、その手指にウイルスが付着し、そのまま眼、鼻、口の粘膜に触れれば感染するのです。したがって、手指が高頻度に接触するような環境表面が感染源になるのです。

それでは、車内や座席周囲で注意すべき環境表面とはどこでしょうか？「手指の高頻度接触面」をイメージすれば簡単に回答が得られます。まず、車内では扉のドアノブは汚染しているかもしれません。新幹線は自動扉なので、ドアノブに触れることはありませんが、特急列車の場合にはドアノブがあるので、注意が必要です。また、車内の通路を歩いているときに、列車が揺れると近くの座席の肩の部分につかまって、安定を保つことがあります。その肩の部分にもウイルスが付着しているかもしれません。特急列車では手すりがありますが、そこにも多くの人が触れているので、汚染している可能性が高いと考えるべきです。

座席周囲で注意すべきところは、座席の肘掛け、リクライニング操作レバー、テーブルといったところが「手指の高頻度接触面」といえます。このようなところは、鉄道会社が拭き取ったり、消毒したりしていますが、十分な時間をかけて消毒することは困難です。また、一つの座席には全区間の間に何人もの人々が利用するので、やはり、ウイルスが付着している可能性があると考えるべきです。そのため、座席周囲の「手指の高頻度接触面」の拭き取りや消毒を自分自身でも行うとよいでしょう。座席の座面については直接座るので、自分の臀部の衣類が汚染するのではないか、と心配する人もいるかもしれません。そのようなところは感染者の手指が直接触れることは少ないし、自分自身の手指が触れることもほとんどないので、気にすることはありません。環境表面を考えるときには「手指の高頻度接触面」に集中します。

航空便搭乗編

⑦ 空港でコロナうつる?

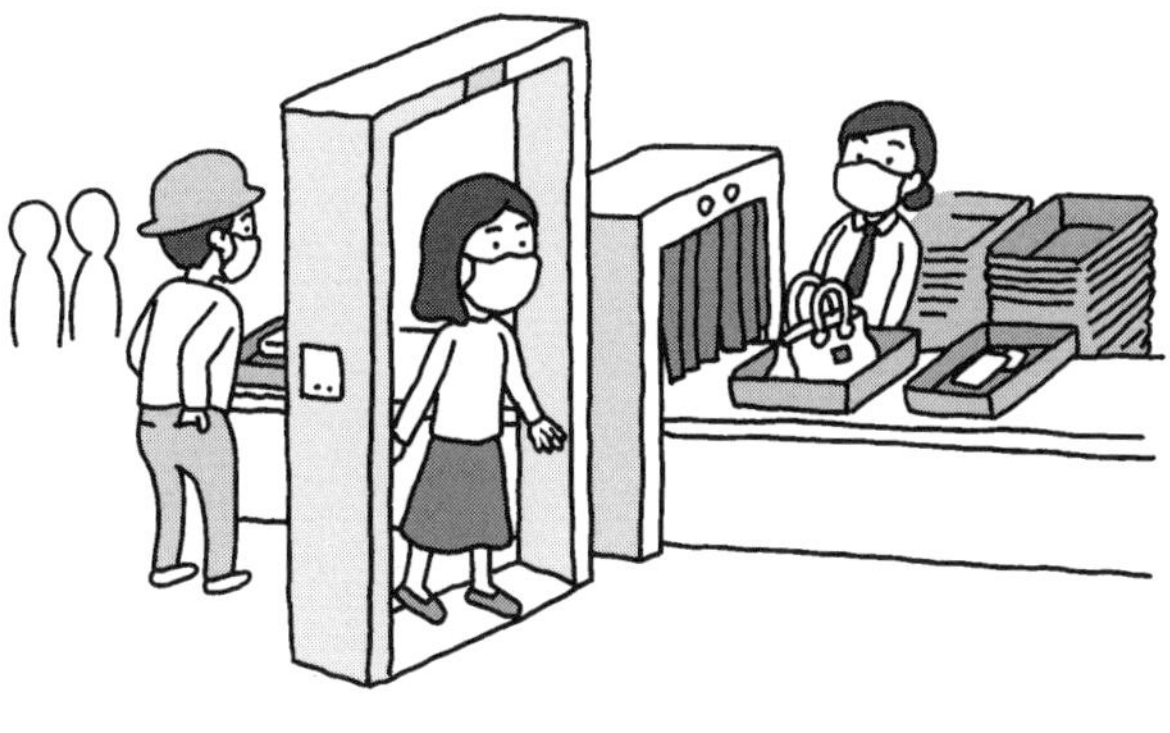

空港には新型コロナウイルスに感染している人々がいる可能性があります。特に、国際線の入国者の出口付近ではその可能性が高いといえます。確かに、日本でも感染者数の増加がみられましたが、北米や南米の国々、また欧州の国々では、比較にならないほどの感染者数です。国際線からの入国者の出口には、そのような流行地域からの帰国者がいることから、感染者が含まれている可能性があります。

一方、出発前であれば、国内線であっても、国際線であっても、日本に一四日（新型コロナウイルス感染症の潜伏期間の最大日数）以上滞在していることが多いでしょうから、国際線の入国者の出口ほどの感染のリスクはなく、国内の混雑した場所と同程度のリスクになると思います。

手荷物検査場、ラウンジ・ロビー、搭乗ゲートでのリスクについてですが、特に、手荷物検査場や搭乗ゲートには多くの人々が集まっているので、感染のリスクは高まります。手荷物検査場ですと、X線検査装置の備え付けのトレーのような「手指の高頻度接触面」があちらこちらにあります。そのようなところには感染者の手指も触れていることから、ウイルスが付着しているかもしれません。そのため、身体的（社会的）距離とマスクの着用に加えて、「手指の高頻度接触面」に触れたら手指を清潔にすることが大切です。

手荷物検査を終えて、搭乗するまでの待合の時間には、ラウンジやロビーで数十分から数時間待つことになります。新型コロナウイルスの濃厚接触者の定義は「感染者（発病の二日前から感染性あり）から一m以内の接触かつ一五分以上の接触」です[2]。待合では、この定義での接触時間である「一五分」を大きく超えることから、一m以内の接触を避ける努力が必要です。しかし、多くの人々がラウンジやロビーで待っていることから、身体的距離を確保できないので、マスクを着用して待ちながら、手指消毒をします。

航空便搭乗編

⑧ 飛行中にコロナうつる？

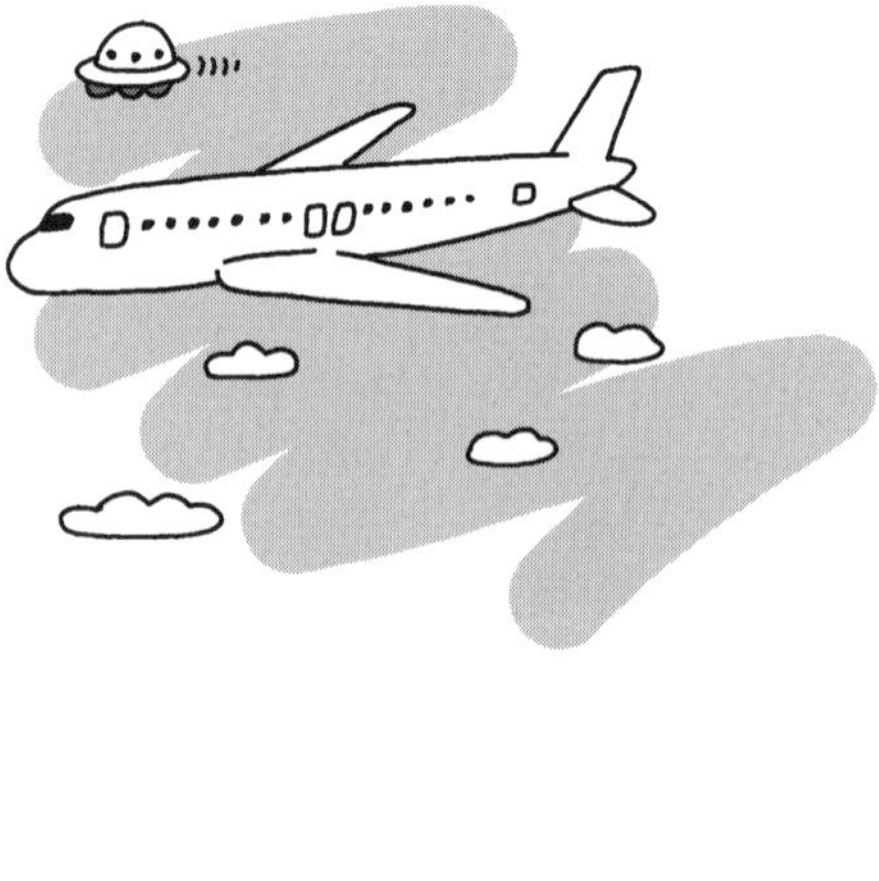

飛行機内ではロビーと異なり、座席を選ぶことができません。人がまばらなところの座席を選択できないのです。しかも、隣の人との距離は一m以内であり、かつ、飛行時間も数十分から数時間（国際線の場合には一〇時間以上のこともある）となります。

まず、強調したいことは空気感染の心配は不要ということです。新型コロナウイルスは空気感染しないことと、機内の換気は優れているからです。そのため、「飛沫」とテーブルや肘掛けのような「手指の高頻度接触面」への対応となります。したがって、機内にいる人々は全員がマスクを着用する必要があります。感染者がいた場合に、ウイルスを周辺に拡散させないためです。また、トイレを使用するときに通路で他の乗客とすれ違うと顔がかなり近付きます。そのような状況に備えるためにも確実にマスクを着用します。

テーブルや肘掛けを清潔にしておくことも大切です。自分の座席の前利用者が感染者であった場合、座席周囲にウイルスが付着している可能性があるからです。ウイルスはプラスティックの上で最大三日間生息できるので、[3] 現在も生き残っているかもしれません。もちろん、航空会社は客の搭乗の前に、そのようなところの拭き取りをしていると思いますが、確実性を高めるために自分でも拭き取るとよいでしょう。また、自分の手指がそこに触れたら、顔に無意識に触れる前に手指を清潔にします。

ただ、大きな問題があります。飛行機に搭乗するときには可燃物は所持できません。アルコール手指消毒薬は引火性があるので、持ち込むことは困難です。航空会社は「アルコール度が二四％を超え、七〇％以下のものは一人あたり五ℓまで、機内に持ち込んだり、預けたりしてもよい」としていますが、[4] アルコール手指消毒薬は濃度が七〇％を超えていることが多いので、持ち込むことができないのです。そのため、除菌ウェットティッシュを持ち込むとよいでしょう。除菌ウェットティッシュは必ずしもアルコールを含んでいる必要はありません。第四級アンモニウム塩（ベンザルコニウムやベンゼトニウム）などの消毒薬が含まれていれば十分です。石けん水でも十分に効果があることがわかっています。そのため、除菌ウェットティッシュで十分に対応できます。

航空便搭乗編

⑨ 機内のどこにコロナいる？

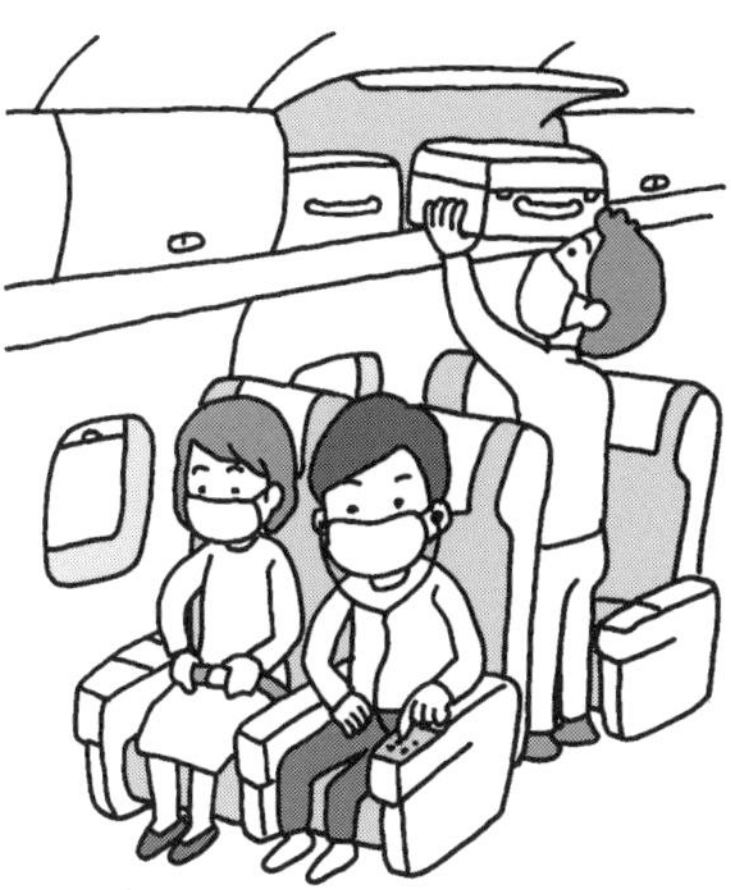

飛行機内で注意すべき環境表面で最も重要なのが座席周囲です。座席には肘掛けがあり、テーブルがあります。頭の上には荷物の共用収納棚があります。肘掛け、テーブル、共用収納棚の取っ手などは「手指の高頻度接触面」であることから、ウイルスが付着している可能性があります。

座席に座ると、前の座席の後面に雑誌やパンフレットなどが入れてあることがあります。また、個人用のテレビモニターが設置されていて、そのスイッチもあります。これらも、過去に他の乗客が触れているかもしれません。一方、座席の座面や背もたれからの感染のリスクは「手指の高頻度接触面」ほどではありません。確かに、他の乗客がそこに座っていたかもしれませんが、手指が直接触れて、ウイルスが残存している可能性は低いからです。同様に、床も全く感染源になりません。誰も、床を指で直接触れることはないからです。とにかく、新型コロナウイルス対策として環境表面を考えるときには、「手指の高頻度接触面」をしっかりとイメージして、そこに触れない、触れたら手指を清潔にする、ということが大切です。

座席周囲の次に気になる環境表面はトイレです。数十分から数時間の搭乗時間の間に、ほぼ確実に利用する場所だからです。トイレのドアノブ、蛇口のレバー、洗浄ボタン、温水洗浄便座のスイッチなどは手指の触れるところです。トイレに移動するときに、飛行機が揺れると、とっさに身近な座席の肩の部分で体を支えると思います。このようなところも、他の乗客が触れている可能性が高いといえます。機内ではないのですが、ときどき、飛行機に乗ったり下りたりするときにタラップを利用することがあります。また、飛行機に乗る前にバスで移動することもあります。そのようなところには手すりがあり、多くの人々が触れています。それらも「手指の高頻度接触面」であるといえます。

航空便搭乗編

⑩ 隣の人が咳をしている！

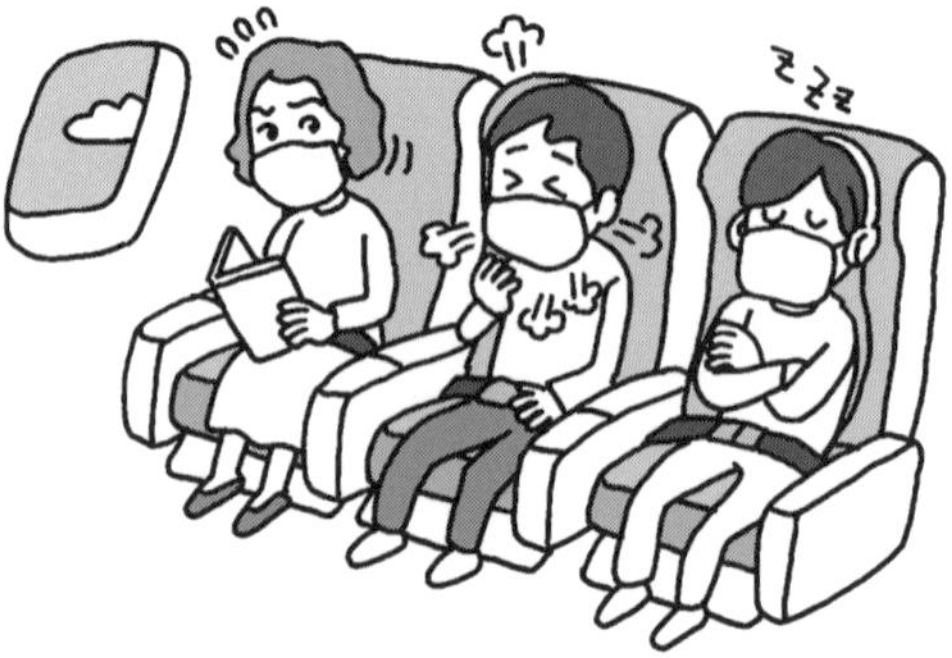

航空会社は飛行機内での新型コロナウイルスの伝播を防ぐために、搭乗前に体温や体調を聞いています。そのため、ある程度スクリーニングされているので、感染者が搭乗することは少なくなっています。しかし、無症状や軽症の患者がそのようなスクリーニングを潜り抜けて搭乗する可能性は否定できません。

隣や近くの乗客に、咳などの呼吸器症状があると、とても心配になります。もちろん、呼吸器症状のある人のすべてが新型コロナウイルス感染症に罹患しているとは限りません。飲み物を飲んだときにむせたのかもしれません。機内は乾燥するので、それによって咳が出ているのかもしれません。このような場合、その人がマスクを着用していることを確認し、そして、自分もマスクを着用します。これでウイルスの伝播を防ぐことができます。ここで、マスクが有効であった米国での事例を紹介します。機内での話ではないのですが、とても参考になります。

新型コロナウイルスに感染していたヘアースタイリスト二人が一三九人の客を担当し

ました。もちろん、一m以内で髪の毛を取り扱ったのです。しかし、客は誰も感染しませんでした。(5)濃厚接触だったにもかかわらず、感染しなかったのです。実は、すべての客とスタイリストはマスクを着用していたのです。二人の人間がマスクを同時に着用していると、このウイルスは伝播できないようなのです。

隣や近くの乗客に呼吸器症状があるような気がした場合には、マスクを着用しましょう。そして、その乗客がマスクを着用していなければ、客室乗務員に依頼して、マスクの着用を促してもらいましょう。最近は、機内でもマスクの着用を強く求められるので、実際にはマスクを着用しない乗客はいないと思います。しかし、マスクから鼻を出していたり、マスクを顎に付けていて口と鼻を露出していてはマスクの効果が期待できないので、その点についても確認しましょう。

呼吸器症状のある人がマスクを着用していても、その人の顔とマスクの隙間から飛び出した微小粒子が空気中に浮遊して、それを自分が吸い込んで感染するのではないか、と心配する人もいるかもしれません。そのような心配は必要ありません。このウイルスは空気感染しないからです。また、飛行機の換気は優れています。機内では飛沫予防と手指の清潔を徹底すれば感染対策としては十分です。

行楽地・サービスエリア訪問編

⑪ 行楽地でコロナうつる？

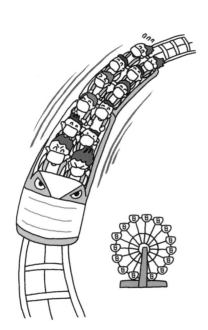

週末や休暇時には行楽地に行く人も多いと思います。それでは、行楽地で新型コロナウイルスに感染するリスクはどの程度なのでしょうか？ まず、このウイルスは人々が思っているほど感染力が強くないことを知ってください。このようなことを言うと、「東京や大阪などの大都市では数百人という人々が毎日感染しているし、各地域ではクラスター（感染者集団）が発生しているじゃないか」と怒られるかもしれません。それでも感染力は余り強くないと断じたいと思います。

このウイルスは空気感染しません。飛沫感染します。「飛沫」は一ｍの飛行距離があるので、感染者から一ｍ未満で、マスクを着用せずに、一五分以上一緒にいると感染する可能性が高まります。それでは、どの程度の感染力かというと、濃厚接触者であっても五％程度が感染するに過ぎません。(6) すなわち、一〇〇人中五人のみが感染し、残りの九五人は感染しないのです。一緒に食事をすると、一五分以上の濃厚接触となるので感染する割合は増加しますが、それでも七％です。もちろん、同居家族であれば二四時間、寝食を一緒にしていることから、感染率は一〇～四〇％となります。

行楽地では他の人々と同居家族のように濃厚接触をすることはありません。最近は、すべての人々がマスクを着用しているので、なかなか感染しにくくなっています。しかし、マスクを取り外したときに、一m以内に他の人々がいるという状況、すなわち、レストランなどが最も危険な場所となります。レストランも新型コロナウイルス対策を強化しているので、客同士が近接して座ることのないように配慮しています。また、店内に入るときに手指消毒を求められていることから、感染する機会はかなり減っていると考えてよろしいと思います。

行楽地で屋外を歩く場合は、人通りがまばらであれば感染しないでしょう。しかし、混雑している場合は、屋外であっても身体的（社会的）距離を確保できないので、マスクを着用します。

行楽地・サービスエリア訪問編

⑫ サービスエリアでコロナうつる?

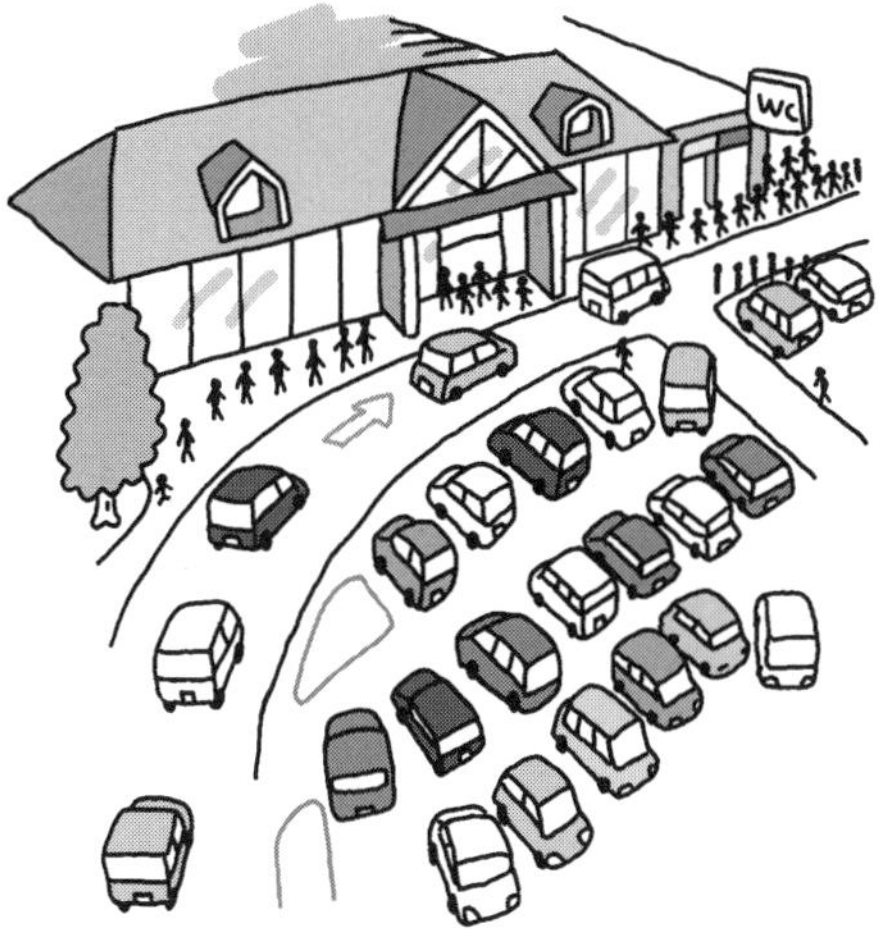

高速道路を長時間運転していると、疲れたり眠くなったりすることがあり、どうしてもサービスエリアを利用せざるを得ないことがあります。そこで休憩することによって、疲れをとり、眠気を覚ますのですが、そこにはご当地の名産物が販売されていたり、食事もとれます。そのため、サービスエリアの売店やレストランを利用したり、トイレを利用することになります。

それでは、このような場所の感染のリスクはどの程度なのでしょうか？　売店などで濃厚接触をした場合の感染のリスクは〇・六％以下ということが示されています(6)。実際には、ほとんどの人々がマスクを着用していますし、サービスエリアの入り口にはアルコール手指消毒薬が設置されています。それを利用する人も多いことから、感染のリスクはさらに低下することでしょう。トイレを使用するときも同様であり、マスクを着用しているし、トイレを使用した後には手洗いをしていることから、感染のリスクはほとんどありません。

レストランを利用するときには、どうしても、マスクを取り外さざるを得ません。しかし、同居家族での旅行であれば、家族間での感染は気にしないようにしましょう。すでに、家庭内で濃厚接触をしているので、レストランを利用するときくらいの曝露時間は問題となりません。しかし、友人との旅行やグループでの旅行ならば、対面に座ることは避け、同じ方向になるように席を選び、そして、食事中は談笑せずに、食べることに集中することをお奨めします。

その他、サービスエリアの屋内喫煙所は感染のリスクが高いといえます。コロナ禍が始まってから、多くのサービスエリアでは屋内喫煙所を閉鎖しています。もし、再開されていたとしても、利用しないようにしましょう。喫煙するときには、マスクを取り外します。また、狭い喫煙所に複数の人々が立ち入れば、身体的（社会的）距離を確保することが難しくなります。もともと、喫煙行為自体が感染のリスクを引き上げています。タバコを口に入れるときに、手指が口に触れてしまうからです。

行楽地・サービスエリア訪問編

⑬ 順番待ち・アトラクション・レジャー施設でのコロナを防ぐ！

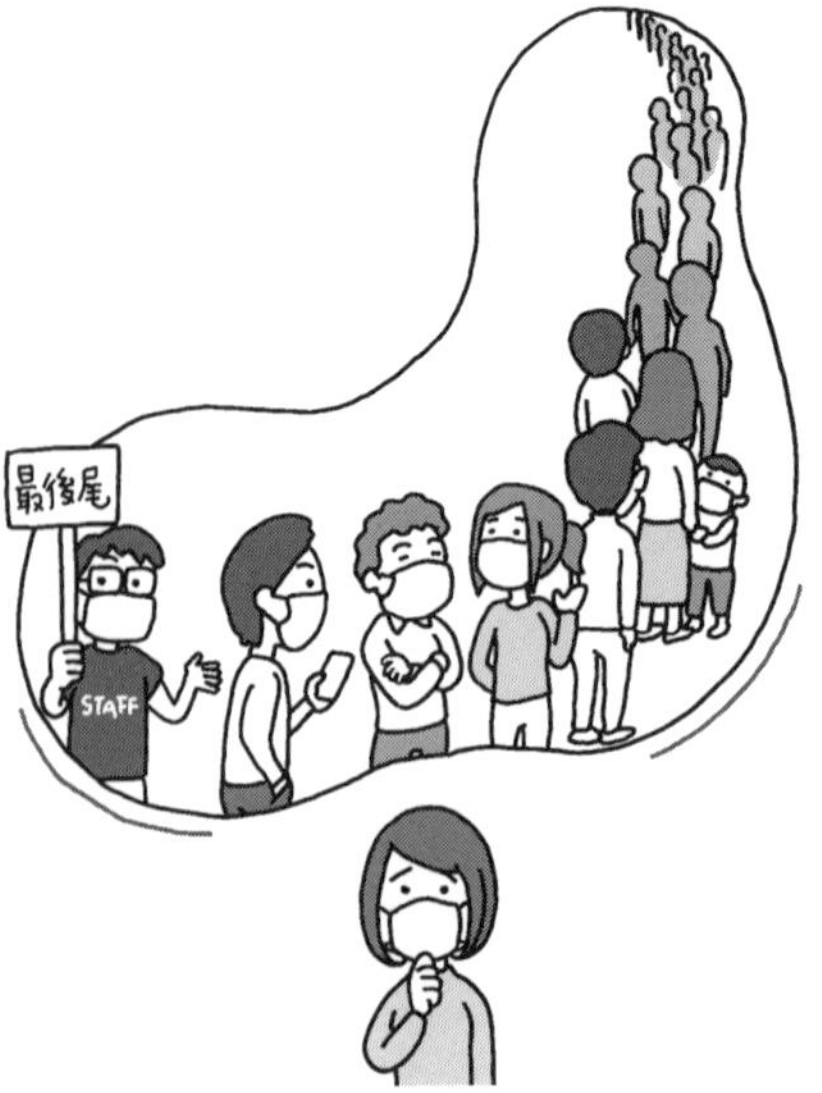

旅行先ではアトラクションやレジャー施設などで楽しむことがあるでしょう。そこでは、入場するために長時間、列をなして待つことがあります。また、混んだ施設に立ち入ることもあります。このような場所での感染は是非とも避けたいと思います。

まず、大切なことは身体的（社会的）距離を確保することです。他のグループの人から一～二mの距離を空けましょう。身体的距離を確保すれば、マスクの着用は必ずしも必要ありません。特に、暑い時期に炎天下で待つとなると、そこでのマスクの着用は熱中症を作り出すことになるので、身体的距離を確保してマスクを取り外すようにします。しかし、身体的距離を確保できない状況であれば、マスクの着用が必要となります。ただし、「二歳未満の子ども」「呼吸に問題のある人」「意識のない人」「力のない人」「支援なしにマスクを取り外すことのできない人」にはマスクを着用させてはいけません。(7)

ここで身体的距離とマスクの関係を説明したいと思います。両方とも飛沫が感染者から周囲の人に到達することを避けるのが目的の感染対策です。身体的距離は一～二ｍですが、ほとんどの場合、飛沫は一ｍ以上を飛びません。しかし、ごくまれに二ｍを到達することがあるので、一～二ｍを確保したいと思います。マスクは感染者の飛沫が周囲に飛び出さないための対応です。マスクを着用していれば、飛沫はほとんど漏れ出しません。したがって、身体的距離を確保できればマスクを着用する理由がなくなります。確保できなければ、マスクの着用が必要となります。逆に、マスクを着用していれば身体的距離を確保しなくてもよいかというと、そうではありません。マスクの着用といっても、鼻を露出している人もいれば、折角マスクを着用しているのに、話すときになると声の通りをよくするために、マスクを取り外す人がいるからです。そのため、マスクを着用していても、身体的距離を確保します。

アトラクションやレジャー施設には多くの人々が来場し、ドアノブなどの「手指の高頻度接触面」に触れていることと思います。施設もそのようなところを消毒していることでしょう。しかし、あまりにも多くの人々が来ていることから、頻回に消毒したとしても、とても間に合うものではありません。そのため、頻回に手指消毒をすることもアトラクションやレジャー施設などでの重要な感染対策ということになります。

帰省編

⑭ 帰省できる？　できない？

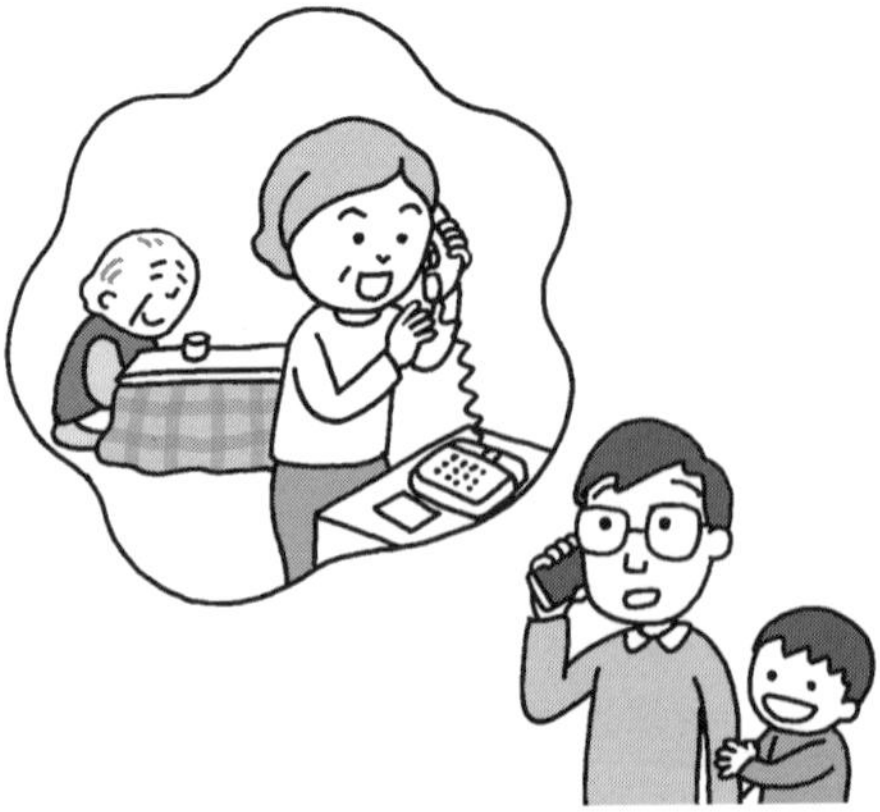

お盆や年末年始などになると、帰省する人も多いと思います。これまでは帰省するといえば、普段会っていない家族と時を過ごし、家族団らんを楽しむというものでした。もちろん、帰省先が余りにも遠いので、往復するだけで疲れる人もいることでしょう。しかし、新型コロナウイルスが流行してからは、帰省には大きな問題が付きまとうようになりました。それは、帰省によって、「感染者が故郷にウイルスを持ち込む可能性」と「帰省者が故郷でウイルスに感染する可能性」があるということです。そのようなことがないように、帰省する人も、帰省先の人も、体調と周辺状況を十分に把握する必要が出てきました。そのため、新型コロナウイルスの流行地域に住んでいる人が発熱・咳・全身倦怠感がみられるにもかかわらず、帰省することは避けなければなりません。逆に、帰省先が流行地域にあり、家族に発熱・咳・全身倦怠感がみられる人がいる場合には帰省者を受け入れてはいけないのです。

それでは、「帰省してもいいか？」「帰省する家族を受け入れてもいいか？」はどのように判断したらよいのでしょうか？　まず、「新型コロナウイルス感染症と診断された人と濃厚接触をした」という事実があるならば、帰省してはいけませんし、帰省者を受け入れてはいけません。新型コロナウイルスに感染している可能性があり、帰省することによって、家族にウイルスを伝播してしまうからです。次に「自分の住居や勤務先の周辺地域で流行しているか?」ということも重要な情報です。このような状況で発熱・咳・全身倦怠感・味覚や嗅覚の喪失などがあれば、新型コロナウイルスに感染している可能性があるので、帰省したり、帰省者を受け入れることも避ける方がよいでしょう。特に、帰省先に高齢者や基礎疾患(心臓血管系、呼吸器系など)のある人がいる場合には、十分に気を付けなければなりません。

帰省編

⑮ 帰省先でのコロナを防ぐ！

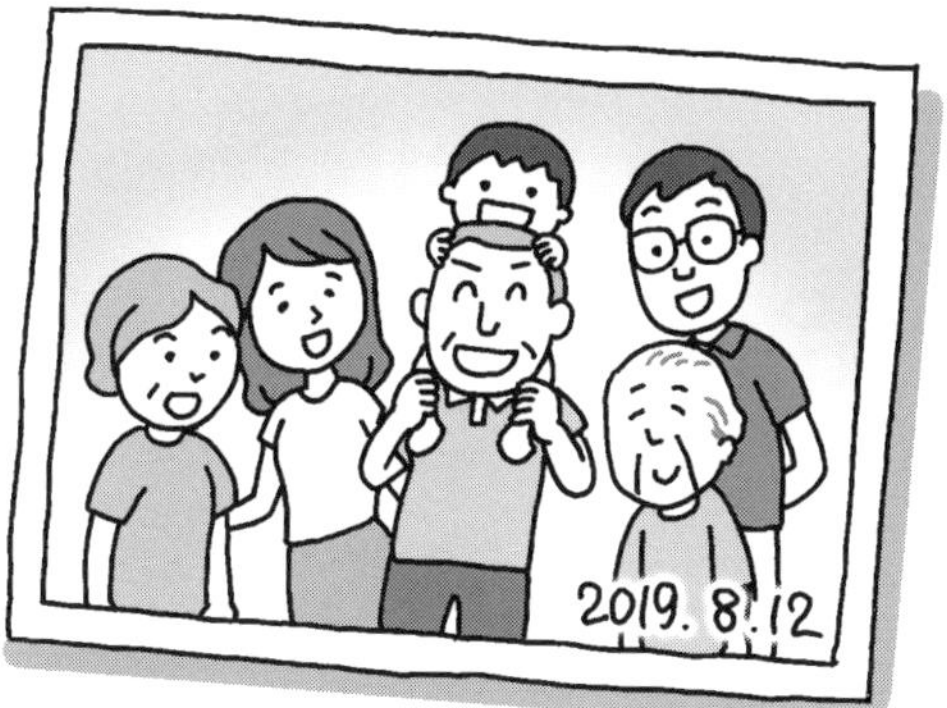

新型コロナウイルスの流行地域の人が非流行地域に帰省している場合は、十分な家庭内感染対策が必要です。特に、帰省先に高齢者や基礎疾患のある人がいればなおさらです。発熱や咳などの症状のある人は帰省することは避けるべきですが、帰省先に到着した後に症状が出る人もいます。また、感染しているけれども、症状がみられない人もいます。

帰省すると、帰省者と帰省先の家族との濃厚接触が始まります。一日中、一緒にいるかもしれません。そして、一m以内でマスクを着用せずに会話をすることも多いでしょう。帰省によって、帰省者は同居家族となったと考えてよいと思います。そのため、帰省者が新型コロナウイルスの感染者であった場合には、帰省先の家族に伝播する可能性は高くなります。逆に、帰省先の家族に感染者がいた場合には、帰省者が感染することでしょう。それでも、確率を少しでも減らすための努力は必要です。

まず、帰省中に誰かに咳・発熱・全身倦怠感がみられたら、他の家族との距離を空けるようにします。そのような人とバスタオルや顔拭きタオルを共有しないようにします。マスクを家の中で一日中着用することは困難ですが、少なくとも、症状のある人は是非ともマスクを着用し、家族内であっても身体的（社会的）距離を確保してほしいと思います。

また、高齢者や慢性疾患を持病に持つ家族がいれば、そのような人を守ることに全力を尽くします。特に流行地域からの帰省者が戻ってきた場合には、十分な対策が必要です。具体的には、別室で生活をしてもらい、帰省者の飛沫を浴びないようにします。折角、娘や息子、孫が帰省したのに、直接会えないと思われるかもしれませんが、ワクチンや有効な薬剤ができるまでは我慢してもらうことになります。

帰省編

⑯ 帰ったら何をする？

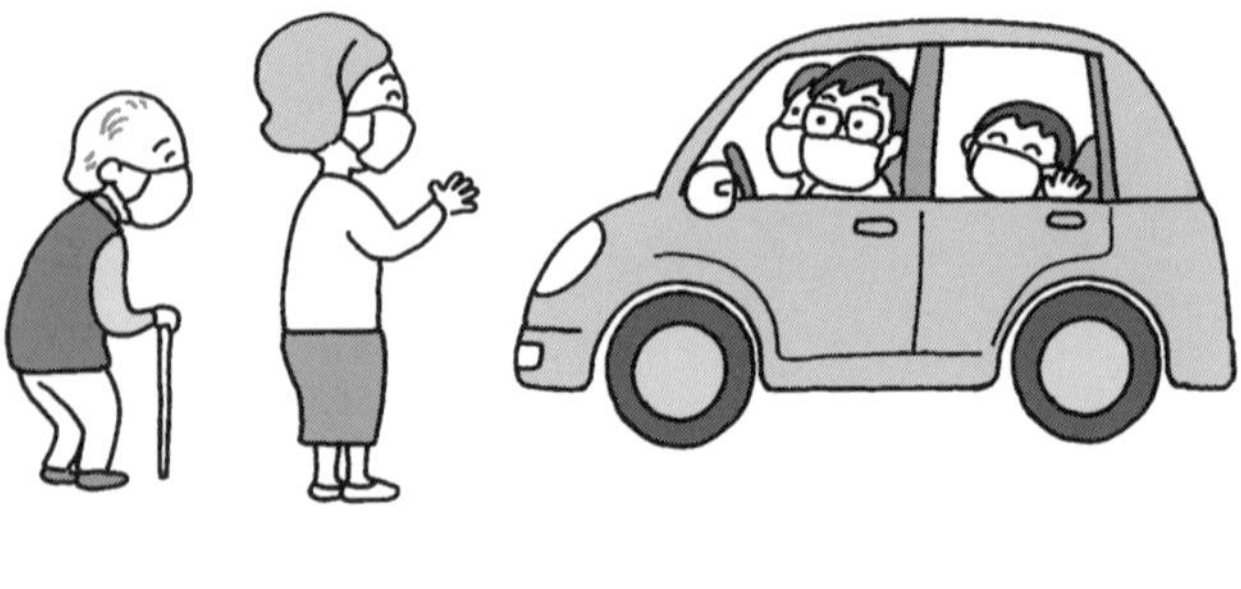

帰省から戻ったら何に気を付ければよいのでしょうか？　この場合、「帰省者」と「帰省元」に分けて考える必要があります。

まず、帰省者についてです。帰省先の家族や友人が感染者であった場合、濃厚接触をした可能性があると考えます。そのため、新型コロナウイルス感染症を発症したときに、それに早期に気付くように、一四日間は体調変化・不調に十分に気を付けます。新型コロナウイルス感染症の潜伏期間の最大日数は一四日間だからです。潜伏期間の平均日数は五日程なので、帰省後五日目頃の症状には特に注意します。

この場合、発熱・咳・息苦しさ・全身倦怠感・嗅覚や味覚の喪失などがあれば、新型コロナウイルス感染症の可能性が否定できないので、医療機関に相談することになります。相談するときには、帰省先が何処だったかなどを報告して、ＰＣＲ検査が必要か否かの判断をしてもらいます。もし、流行地域からの帰省者であれば、積極的に検査すると思います。

特に症状がなければ、ＰＣＲ検査の必要はありません。ただし、帰省後に帰省先の家族や友人の誰かが新型コロナウイルス感染症と診断された場合は、濃厚接触者なので、無症状であっても保健所に報告します。そのような場合にはＰＣＲ検査を受けることを奨められることでしょう。

次は、帰省元についてです。帰省者が戻った後の家族や友人は新型コロナウイルス感染症の症状に気を付けます。特に、帰省者が新型コロナウイルス感染症の流行地域からの帰省であればなおさらです。発熱・咳・息苦しさ・全身倦怠感・嗅覚や味覚の喪失などがあれば、医療機関に相談することになります。万が一、帰省者が新型コロナウイルス感染症に感染していると判明することがあったら、濃厚接触者ということになりますので、保健所に報告します。このようなときには無症状であっても、ＰＣＲ検査が実施されることでしょう。

帰省するというのは、人々が長距離を移動することであり、それと共にウイルスも移動するということになります。そのため、日本各地にウイルスが拡散される大きな誘因となります。コロナ禍が済むまで帰省を止めるというのが理想かもしれませんが、故郷への愛着があることから、帰省は続くと思います。それ故、感染してしまったときの迅速な対応が必要なのです。

旅館・ホテル宿泊編

⑰ フロント・ロビー・レストランでコロナうつる?

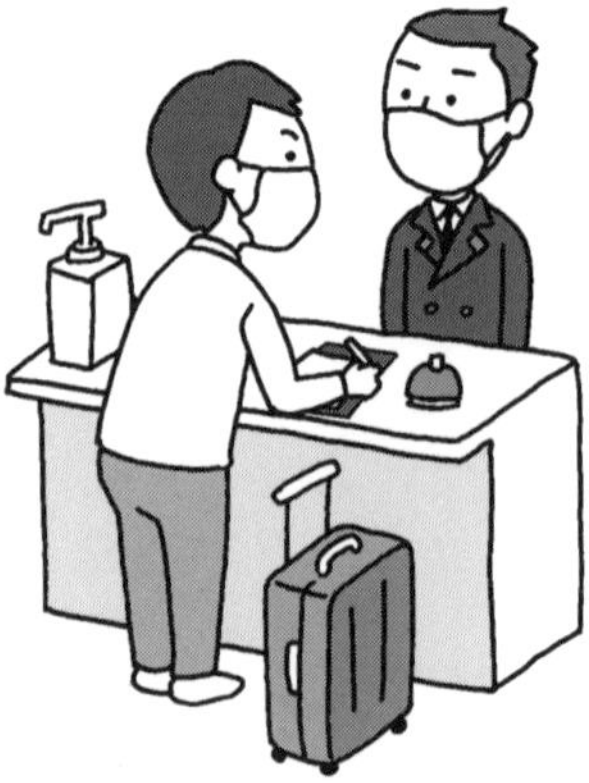

フロントではチェックインやチェックアウトで人々が列をなしていることがあります。このような場所では、身体的（社会的）距離を確保して、マスクを着用する、という基本的な新型コロナウイルス対策を実施することになります。

ロビーには多くの人々が座っています。そこには、テーブルや椅子などが設置されていて、ホテル客と待ち合わせの人々が利用しています。最近は、テーブルとテーブルは距離を空けて設置されているので、隣の客からの飛沫は届かないと思いますが、テーブルの上や椅子の肘掛けなどは「手指の高頻度接触面」ということになるので、そのようなところに触れたら手指消毒をします。

レストランではマスクを取り外します。そのため、隣の席の人から十分な距離を確保した席に座ることが必要となります。レストランの方でも座席の距離を空けたり、衝立を設置したりして、客から客に飛沫が届かないように努力しています。そのため、同居家族と一緒に食事をするときには、隣の席と十分な距離を空けていれば、家族間での会話や談笑などは日常通りで構いません。同居家族なので、自宅で十分に濃厚接触をしているので、レストランでマスクを着用せずに談笑したからといって、感染のリスクが増大することはありません。しかし、友人と一緒にレストランに行ったときには、他人と同様に対応しなければなりません。このときは、おそらく同じテーブルの席に案内されると思うので、できるだけ、対面に座らないようにします。食事のときには可能な限り会話をせずに、粛々と食事をするのがよいと思います。折角、親しい友人と旅行しているのですから、食事の時ぐらい談笑したいと思いますが、現在は「ウィズコロナ」の時代です。「ビフォーコロナ」の楽しみができなくなっています。「ニューノーマル（新しい日常生活）」として、受け入れていく必要があります。

旅館・ホテル宿泊編

⑱ 温泉・大浴場でコロナうつる？

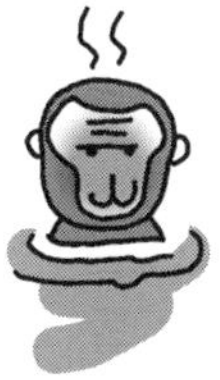

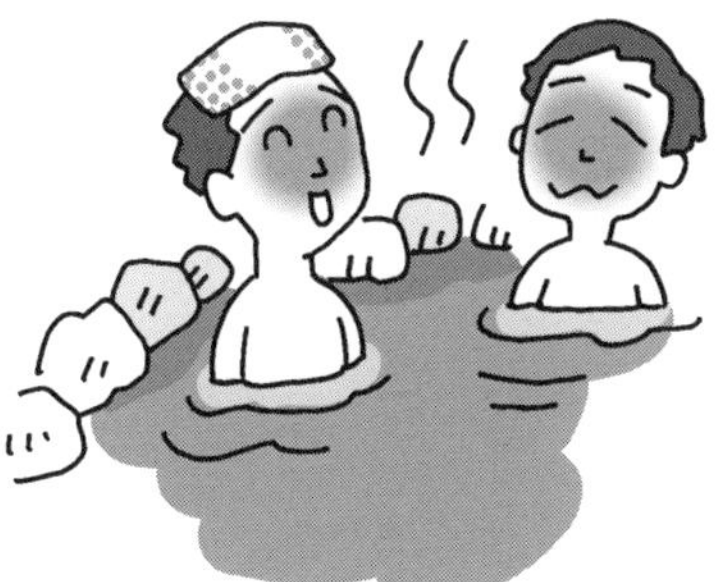

旅館やホテルに行くと、温泉や大浴場が併設されていることがあります。そのようなところでゆったりとするのが旅行の醍醐味です。このような場合、旅館やホテルに到着したら、一回目の入浴をし、夕食を終えて、寝る前に二回目の入浴をします。そして、翌日の早朝に三回目の入浴というように、複数回の温泉や大浴場を楽しむ人も多いことでしょう。温泉や大浴場では感染のリスクはどこにあるのでしょうか？

まず、温泉や大浴場の湯舟の水で新型コロナウイルスに感染することはありません。感染者が入浴することによって、お湯が汚染されて、感染する、ということを心配する必要はありません。また、温泉や大浴場の空間は広く、換気もよいので、空気の汚染を心配する必要もありません。第一、このウイルスは空気感染しないので、空気を吸い込むことによる感染はありません。

体を洗うのは、シャワーブースということになるのですが、隣のブースとの間に衝立が設置されていれば、隣に感染者が座ったとしても、飛沫が飛んでくる危険性はありません。しかし、衝立がなければ、一つ置きの席に座ることをお奨めします。

温泉や大浴場を利用するときに、新型コロナウイルスに曝露する最も危険な場所が脱衣場です。ここでは、ほとんどの人々がマスクを取り外していることでしょう。そして、比較的狭い部屋で多数の人々が衣類を脱いだり着たりしています。そこに感染者がいた場合、飛沫が飛べる範囲に他の人がいる状況となっています。ここで感染しない方法は、他の人と対面しないように、ロッカーや壁に顔を向けて、衣類を脱ぎ着することになります。

ロッカーやカゴに自分の衣類を入れてもよいのか、と心配する人もいるかもしれません。感染者の衣類がロッカーやカゴに入れられ、その内側面にウイルスが付着し、そこに自分の衣類を入れることによって、衣類がウイルスに汚染するのではとの心配です。衣類・ロッカー・カゴを環境表面としてカウントすると、「感染者⇓ドアノブ⇓自分」というように、一回の環境表面を介しての伝播はあり得ますが、「感染者⇓感染者の衣類⇩ロッカーもしくはカゴの内側面⇩自分の衣類⇩自分」というように、感染者から自分まで環境表面を三回経由してウイルスが伝播することはありません。ですから、ロッカーやカゴに衣類を入れても構いません。もちろん、これらを利用した後は手指消毒をします。ロッカーの取っ手（カギ部分）やカゴの縁は「手指の高頻度接触面」だからです。

旅館・ホテル宿泊編

⑲ 個室内でコロナうつる？

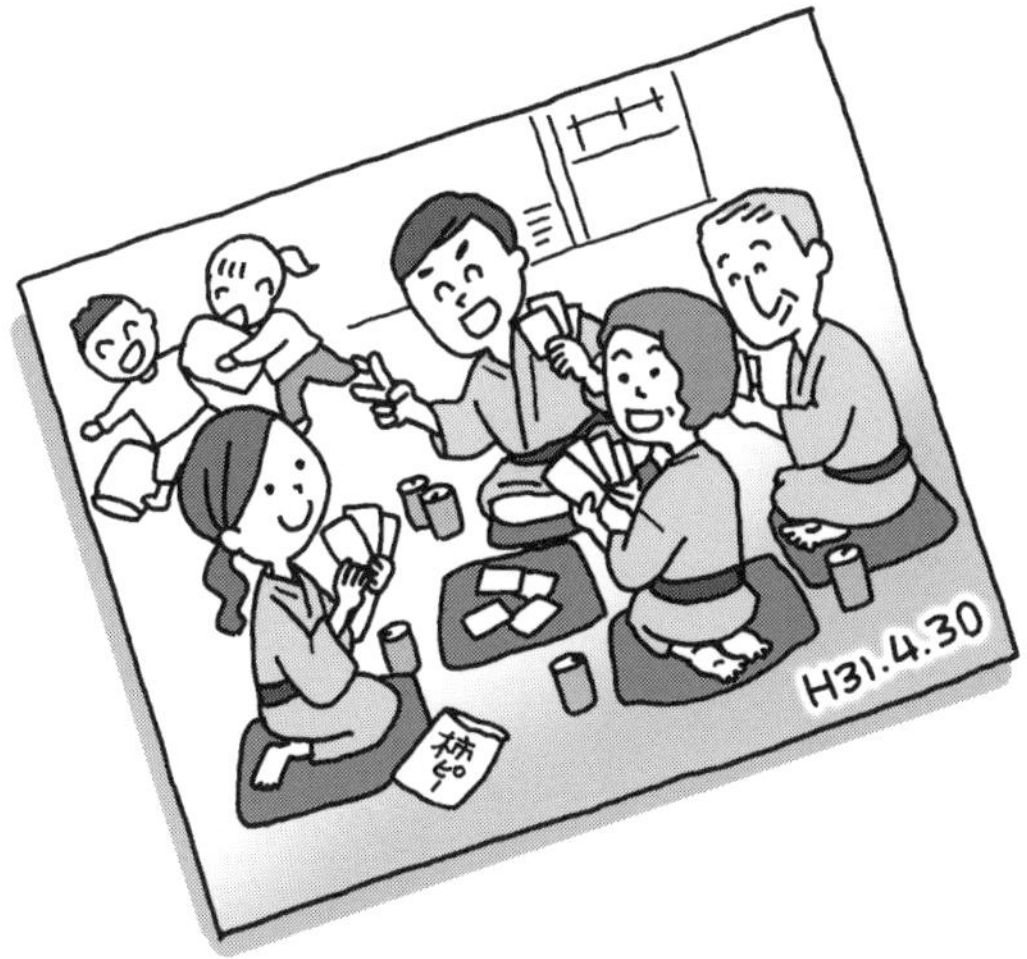

旅館やホテルの個室内であれば、新型コロナウイルスに感染するリスクは格段に減ります。周囲の人々や一緒に旅行している人からの飛沫を浴びることがないからです。しかし、友人との旅行の場合などで別々の個室に一人ずつ泊まったとしても、寝る前などにどちらかの部屋に集まって、マスクを着用せずに、談笑や大声を上げたりすれば、飛沫が大量に飛散する状況になるので、感染のリスクが増えます。グループでの旅行の場合も同様であり、寝る前などに一つの部屋でみんなが集まって、談笑したり、大声を上げたり、歌ったりすれば、そこでクラスター感染が発生するかもしれません。

個室で一人で過ごしていれば飛沫感染の危険性はなくなりますが、環境表面を介する感染はあり得ます。過去の一～二日以内に感染者が利用した個室であれば、環境表面にウイルスが生き残っている可能性があり、それに触れた手指で自分の眼、鼻、口の粘膜に触れれば感染するからです。このウイルスが環境表面で感染性を保っている期間はボール紙の上で二四時間以内、ステンレスやプラスティックの表面では最大三日間であることが報告されています。(3)そのため、環境表面を介する感染にも十分な配慮が必要です。

最近はホテルも環境の清掃を徹底していますが、短い時間での清掃であるため、十分に消毒できているかは不明です。そのため、自分でも念のために、消毒しておくとよいでしょう。どこを消毒するのかというと、やはり、ドアノブなどの「手指の高頻度接触面」ということになります。布団などについては、布団カバーやシーツが交換されているので、そこからの感染を心配する必要はありません。このウイルスは空気感染しないので、その部屋を前日に利用した人が感染者であっても、空気についての心配はありません。

旅館・ホテル宿泊編

⑳ コロナ対策の持ち物

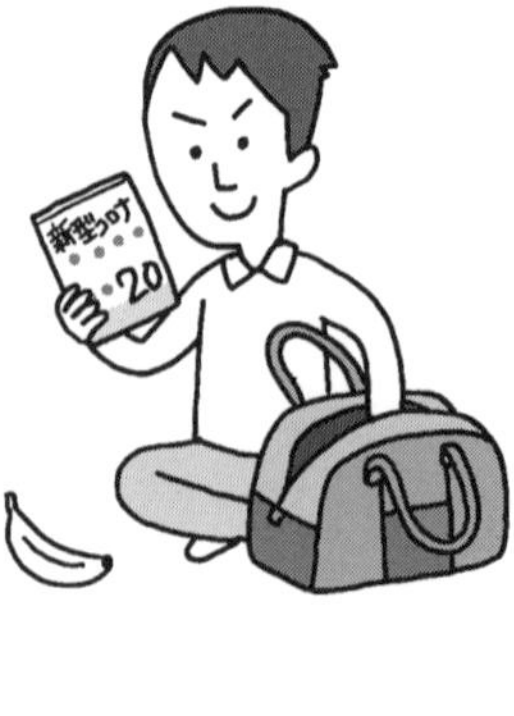

宿泊する場合に持参すべき感染対策の持ち物は、アルコール手指消毒薬、石けん、複数枚のハンカチ、ペーパータオル、マスクです。

まず、アルコール手指消毒薬は是非とも持参しましょう。石けんは宿泊施設に用意されていることが多いのですが、アルコールを各部屋に配置しているホテルはないと思います。もちろん、玄関に設置しておいて、入館するすべての客に手指消毒を依頼しているホテルは多いのですが、入館時のみの手指消毒では不十分です。アルコール手指消毒薬を常に携帯しておいて、ホテル内の娯楽施設やレストランなどを利用するときには手指消毒をすることが大切です。飛行機に搭乗するときにはアルコール手指消毒薬は機内に持ち込めないので、除菌ウェットティッシュを持参します。現地に着いたら、アルコール手指消毒薬を購入するとよいでしょう。

石けんも持参します。もちろん、ホテルの各部屋には石けんが用意されていることがほとんどですが、ホテルの固形石けんはサイズが小さく、頻回の手洗いでは大きさが不十分なことがあります。液体石けんが設置されていたとしても、量的に不足するかもしれません。

石けんで手洗いをしたときには、手指を十分に乾燥させなければなりません。ほとんどの人はハンカチで手指を拭くと思いますが、一日一枚程度の使用ではないでしょうか？ ハンカチは使用されると汚染します。折角手を洗っても、汚染したハンカチで手指を拭けば、手指は再び汚染します。そのため、ハンカチは複数枚を用意して、一日に何回も交換するのがよいでしょう。ただ、ハンカチはポケットやハンドバッグなどに保管されているので、管理が清潔ではありません。そのため、理想的にはペーパータオルを使用するのがよいと思います。ホテルや空港などのトイレにはペーパータオルが設置されていることもありますが、すべての施設で設置されてはいません。そのため、ある程度のペーパータオルを持参するとよいと思います。

マスクも大切です。布マスクで構わないので、これも複数枚を用意します。マスクの表面にはウイルスが付着している可能性があるので、毎日洗濯します。洗濯する場合には洗剤を用いますが、手元に洗剤がなければ、ボディー石けんでゴシゴシと洗っても構いません。

「旅行」は精神的なリフレッシュを与えてくれます。また、いろいろなところに移動することから、身体的なエクササイズにもなります。「帰省」は、日常的には会うことができない家族や友人との久しぶりの交流の時間を与えてくれます。そして、心のなかに積み重なってきた緊張をほぐしてくれます。このように旅行や帰省することは人々にとって精神的・身体的に有用なものでなければなりません。それによって新型コロナウイルスに感染することは是非とも避けたいと思います。そのためには、感染対策として用意周到な準備が必要であり、そのなかに、コロナ対策に必要な持ち物を加えてほしいのです。確かに、荷物が多くなるかもしれません。しかし、十分なコロナ対策をして、安全に旅行や帰省を楽しみましょう。

文　献

（1）Payne DC et al：SARS-CoV-2 infections and serologic responses from a sample of U.S. Navy service members − USS Theodore Roosevelt, April 2020
https://www.cdc.gov/mmwr/volumes/69/wr/pdfs/mm6923e4-H.pdf

（2）国立感染症研究所：積極的疫学調査実施要領における濃厚接触者の定義変更等に関する Q&A
https://www.niid.go.jp/niid/ja/diseases/ka/corona-virus/2019-ncov/2484-idsc/9582-2019-ncov-02-qa.html

（3）van Doremalen N et al：Aerosol and surface stability of SARS-CoV-2 as compared with SARS-CoV-1. N Engl J Med 382：1564−1567, 2020

（4）ANA：機内持ち込み・お預かりに条件があるもの（国内線）
https://www.ana.co.jp/ja/jp/domestic/prepare/baggage/limit/caution-restriction03.html

（5）Hendrix MJ et al：Absence of apparent transmission of SARS-CoV-2 from two stylists after exposure at a hair salon with a universal face covering policy − Springfield, Missouri, May 2020
https://www.cdc.gov/mmwr/volumes/69/wr/pdfs/mm6928e2-H.pdf

（6）Klompas M et al：Airborne transmission of SARS-CoV-2：Theoretical considerations and available evidence. JAMA 324：441−442, 2020

（7）CDC：Coronavirus disease 2019（COVID-19）. Frequently asked questions.
https://www.cdc.gov/coronavirus/2019-ncov/faq.html

著者略歴

矢野 邦夫

浜松医療センター　院長補佐 兼 感染症内科部長 兼 衛生管理室長

■ 略歴

1981 年 3 月　名古屋大学医学部卒業
1981 年 4 月　名古屋掖済会病院
1987 年 7 月　名古屋第二赤十字病院
1988 年 7 月　名古屋大学　第一内科
1989 年 12 月　米国フレッドハッチンソン癌研究所
1993 年 4 月　浜松医療センター
1996 年 7 月　米国ワシントン州立大学感染症科　エイズ臨床短期留学
　　　　　　米国エイズトレーニングセンター臨床研修終了
1997 年 4 月　浜松医療センター　感染症内科部長（現職）
1997 年 7 月　同上　衛生管理室長（現職）
2008 年 7 月　同上　副院長
2020 年 4 月　同上　院長補佐（現職）

＊医学博士　＊浜松医科大学　臨床教授　＊三重県立看護大学　客員教授
＊インフェクションコントロールドクター　＊感染症専門医・指導医
＊抗菌化学療法指導医　＊日本エイズ学会認定医・指導医
＊血液専門医・指導医　＊日本輸血学会認定医　＊日本内科学会認定医
＊日本感染症学会・日本環境感染学会　評議員　＊日本医師会認定産業医

■ 著書

うっかりやりがちな 新型コロナ感染対策の間違い15、7 日間できらりマスター 標準予防策・経路別予防策と耐性菌対策、救急医療の感染対策がわかる本、手術医療の感染対策がわかる本、知っておきたい　クロストリディオイデス・ディフィシル感染対策 Point20、知って・やって・覚えて　医療現場の真菌対策、見える！わかる！！ 病原体はココにいます、知って防ぐ！耐性菌　ESBL 産生菌・MRSA・MDRP（以上、ヴァンメディカル刊）など多数本書は感染対策のポータルサイト「感染対策Online Van Medical」で二〇二〇年八月に連載したものに加筆・修正を加え、新たに項目を追加し、まとめたものです。

ぱっちり安心な
新型コロナ感染対策 旅行編 20　定価（本体 900 円＋税）

2020 年11月25日　初版発行

著　者　矢野邦夫
発行者　伊藤秀夫

発行所　株式会社 *ヴァン メディカル*
〒101-0051　東京都千代田区神田神保町 2-40-7 友輪ビル
TEL 03-5276-6521　FAX 03-5276-6525
振替　00190-2-170643

印刷・製本　亜細亜印刷株式会社
ISBN978-4-86092-140-8 C0047
乱丁・落丁の場合はおとりかえします。